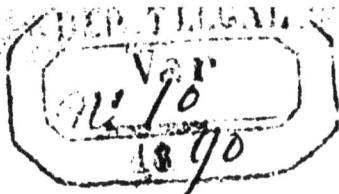

LE

NOUVEAU TRÉSOR DES FAMILLES

PLUS DE SOUFFRANCES HUMAINES

Maladies conjurées par l'emploi des plantes

PAR

A. JOURDAN

Herboriste

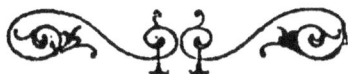

DRAGUIGNAN

...RIE OLIVIER ET ROUVIER, PLACE CLAUDE GAY, 4

—

1890

LE

NOUVEAU TRÉSOR DES FAMILLES

PLUS DE SOUFFRANCES HUMAINES

Maladies conjurées par l'emploi des plantes

PAR

A. JOURDAN

Herboriste

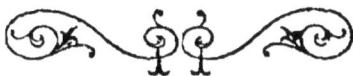

DRAGUIGNAN

IMPRIMERIE OLIVIER ET ROUVIER, PLACE CLAUDE GAY, 4

—

1890

GRANDE ŒUVRE POPULAIRE

PLUS DE DOUTE !

On peut s'assurer, preuve en main, de la guérison rapide et infaillible par soi-même de toutes les sortes de maladies dont nous sommes tributaires, et qui sont au nombre de 150 environ avec l'aide des plantes données par votre serviteur, A. Jourdan, herboriste.

Les longs et pénibles travaux auxquels je me suis livré, n'ont eu pour but que le soulagement de l'humanité souffrante. L'œuvre entreprise à ce sujet ne l'a été que pour reconstituer une science, qui depuis plus de deux siècles était délaissée et tombée tout à fait dans l'oubli.

Aussi s'aperçoit-on du décroissement qui s'est opéré et s'opère dans la vie humaine depuis cette époque.

Autrefois les hommes, malgré la privation de vêtements, de nourriture, de chaussures, vivaient cent vingt, cent quarante ans même, toujours sains et robustes, pourquoi ? Parce que au moindre symptôme d'indisposition, ils n'employaient pour se guérir que les simples ; aussi le mal était immédiatement conjuré, et cette indisposition qui aujourd'hui serait très sérieuse, passait alors inaperçue et le mal n'avait pas le temps d'altérer les organes ; aussi rien ne souffrait, ni la santé ni la bourse, et l'homme reprenait son travail le lendemain, comme s'il avait passé la soirée chez un ami ; tandis qu'aujourd'hui, cette indisposition tient deux ou trois mois le malade au lit.

A quoi faut-il attribuer ce changement, cette inégalité ? A ce que le malade, se soignait tout simplement par quelques infusions ou décoctions de certaines plantes.

MESSIEURS,

Vous connaissez tous, ou du moins, en majeure partie, les cures que j'ai faites à l'aide des plantes avec lesquelles j'ai composé mes huit puissantes recettes. Aussi personne ne peut ignorer le dévouement que j'ai déployé dans des moments pénibles et dangereux, lorsque, en 1884 et en 1885, le choléra sévissait en Italie où j'habitais. Plus de quatre cents personnes atteintes du fléau ont échappé à la mort, en les soignant avec mon Elixir Léopard. Convaincus des heureux résultats obtenus sur le choléra, les journalistes ne tardèrent pas à publier mon nom et celui de mon élixir. Plusieurs médecins de la localité et des pays voisins, recommandèrent cet anti- cholérique comme un des plus puissants pour combattre l'épidémie destructive dont la marche rapide ne rencontrait plus d'obstacles.

Le gouvernement italien de son côté ordonna à un savant, le célèbre Ferrari, professeur de chimie à l'école des arts et métiers, d'en faire l'analyse. Cette opération terminée reçut l'approbation de toutes les personnes compétentes : Aussi le certificat, que j'en reçus, fut promptement légalisé par l'honorable sénateur M. Sarraco, maire de la ville d'Acqui, et peu après ministre des travaux publics, ainsi que par le chevalier Castellanni, sous-préfet du même arrondissement d'Acqui. Donc, toutes les administrations supérieures reconnurent avec plaisir que mon Elixir Léopard était vraiment le préservateur infaillible du choléra.

1885 arriva et notre chère France fut à son tour envahie par le terrible fléau. Impatient de porter secours à mes concitoyens, je fis immédiatement une demande à MM. les Ministres du commerce et des finances, pour les prier de bien vouloir m'autoriser à importer mon élixir en France, afin de combattre l'épidémie cholérique, et sauver de la mort le plus grand nombre possible des citoyens sur qui la patrie compte en cas de danger.

Réponse me fut donnée instantanément, par leurs excellences m'invitant à leur adresser un spécimen de mon produit, pour le soumettre à l'examen de l'école supérieure de pharmacie.

Mais hélas! mon anti cholérique, ne fut pas du goût des hommes scientifiques puisqu'ils donnèrent une réponse négative pour le futile motif que ce remède contre le choléra, n'était inscrit dans aucune pharmacopée légale à côté de remèdes arsenicaux et mercuriels, et qu'on ne pouvait en autoriser l'importation.

Ceci se comprend.... Et MM. les Ministres ne pouvant sortir de la légalité, me répondirent qu'avec regret ils ne pouvaient me donner une autorisation pour l'importation de mon produit en France.

Sitôt après avoir pris connaissance de cette lettre, je me sentis comme foudroyé, et dès lors je ne pensai plus qu'à accomplir un grand acte de philanthropie vis-à-vis de mes concitoyens. Malgré les oppositions que je viens d'exposer et au prix de tous les sacrifices, je franchis les

Alpes, et vins en France pour préparer les armes invincibles dont j'avais le secret afin d'arrêter la marche rapide de l'envahisseur dans le cas où il ferait retour.

Mais tout n'est pas là, chers lecteurs ; vous savez que, indépendamment du choléra, nous avons encore à combattre beaucoup de maladies dont le total s'élève au nombre de plus de cent cinquante, dans ce nombre vous en avez qui sont aussi pernicieuses que le choléra, et dont il est nécessaires d'arrêter le cours aussi promptement que possible, pour éviter des catastrophes.

Aussi toujours jaloux de combattre les ennemis de la santé publique, je n'ai rien négligé pour étudier les végétaux afin d'en connaître les vertus pour préparer mes recettes et apprendre à les employer en temps opportun pour le soulagement des souffrances humaines.

Mes recherches ne sont pas restées infructueuses. Elles ont été couronnées du plus grand succès, puisque les preuves de guérison sont là qui l'attestent par un nombre prodigieux de certificats délivrés soit en France, soit à l'étranger.

O peuple lassé des souffrance continuelles que tu es obligé de supporter par des maladies ! Qu'il serait facile d'en arrêter le cours, et de les enrayer de suite en pratiquant mes conseils ! Aussi, sans plus de retard, je veux livrer au public mes huit puissantes recettes, et faire de chacun mes héritiers universels. Je veux que ce soit vous-mêmes qui confectionniez vos remèdes avec l'emploi des plantes, que je vous indiquerai et vous constaterez à votre grande satisfaction que les maladies dont vous pouvez être atteints n'auront pas le temps d'envahir vos organes et seront immédiatement conjurées. Vous vous réjouirez d'avoir en votre possession une cohorte de défenseurs infatigables à laquelle on peut donner le nom de *sans peur et sans reproche*. Ces huit recettes feront le bonheur de vous et de vos enfants pendant toute une vie dont chaque jour sera une bénédiction pour votre serviteur.

A. Jourdan,
Herboriste.

Recette dite LIQUEUR LÉOPARD

Ce puissant auxiliaire de la santé se compose avec les produits suivants :

1° Alcool à 95 degrés.

2° Asperge, fleurs fraiches	6	grammes par litre d'alcool	
3° Coquelicot fleurs fraiches	8	grammes par litre d'alcool	
4° Chèvrefeuille —	10	—	—
5° Myrte, fruits frais	50	—	—
6° Menthe poivrée, feuilles	20	—	—
7° Melisse, feuilles	30	—	—
8° Millefeuilles sommités fleuries	20	—	—
9° Orange, écorce	15	—	—
10° Rose d'odeur simple à larges feuilles	25	—	—
11° Sauge, fleurs	20	—	—
12° Véronique ou thé sauvage, sommités fleuries	15	—	—
13° Verveine, sommités ou feuilles	15	—	—
14° Violettes à peine épanouies	50	—	—
15° Gentiane, racine	4	—	—
16° Noix, fruit vert	100	—	—
17° Rue, feuilles	3	—	—

On laisse macérer dans une bouteille de la contenance de 2 litres en ayant soin de secouer la bouteille deux fois par jour toutes les fois qu'on y dépose de nouvelles fleurs. Lorsque l'alcool a pris tout le parfum des fleurs, on le décante et on le filtre. Avec cette seule bouteille que vous nommez extrait vous pouvez préparer de 15 à 20 litres d'élixir.

Voici la préparation pour un litre :

Alcool 3/6 33 centilitres à 95 degrés

Extrait   2 centilitres

Faire caramelliser   150 grammes de sucre par litre

Sucre blanc fondu dans

   l'eau pure   96   —

Ajoutez 50 centilitres d'eau de fontaine aux 200 grammes de sucre fondu et caramellisez avec l'eau nécessaire et lorsque votre alcool est réduit à 33 degrés votre élixir est fait.

Les vertus de l'Elixir Léopard

La première vertu est pour combattre le choléra.

Préparation. — On met dans une cafetière de la contenance de deux grandes écuelles la moitié de plus du café que d'ordinaire, c'est-dire un *café fort.*

Quand on doit porter secours à un cholérique, la première des choses c'est de l'envelopper d'une flanelle bien chaude, lui entretenir, s'il y a possibilité, une chaleur de 33 à 34 degrés; on le frictionne sur les parties où les crampes se font sentir avec la pommade Léopard ; on lui fait avaler un petit verre d'élixir dentifrice et sitôt que le café est prêt on lui en administre une écuelle mêlée au jus d'un citron et à 3 verres à liqueur d'élixir auxquels on doit ajouter encore un verre d'élixir dentifrice, et le tout sans sucre. Si les coliques, vomissements, crampes et dyssenteries ne calmaient pas, ce qui arrive très rarement, on donnerait la seconde écuelle préparée comme il vient d'être dit puis on ferait avaler au malade, de temps en temps, quelques gorgées de mixture d'Elixir Léopard et du dentifrice, additionné d'une cuillerée à café d'eau sédative saupoudrée d'une petite pincée de camphre. On continue les frictions à la pommade Léopard, et à mesure que le mieux se fait sentir on lui fait boire de temps en temps un bol d'un bon consommé. Continuer ce traitement jusqu'à ce que le malade soit hors de danger et que les contractions musculaires cessent. Il est absolument nécessaire de tenir le malade toujours bien chaud, et de ne pas l'abandonner un instant.

Recette pour typhus et autres fièvres au nombre de 11, qui règnent dans nos pays et sont connues de tout le monde.

Toutes les fièvres, n'importe le genre, la fièvre simple, l'inflammatoire, la bilieuse, la cérébrale, la typhoïde, les intermittentes, la scarlatine, l'éruptive, la muqueuse, les milliaires et les jaunes, disparaissent radicalement en employant de l'écorce de chêne blanc prise sur des branches n'ayant pas plus de quatre ans d'âge. Lorsque l'écorce est sèche on la réduit en poudre et quand on veut s'en servir on en fait une décoction de 12 à 20 grammes par litre d'eau avec de la racine de gentiane et des fleurs de camomille romaine. La première journée on doit prendre deux doses de cette décoction avec de l'Elixir Léopard et du dentifrice, deux parties du Léopard et une du dentifrice. Tenir l'eau sédative sur la tête et aux poignets.

Recette pour les maladies de cœur et la palpitation

A mesure que l'on se trouve pris de cette maladie qui avec le temps se transforme en anévrisme, l'on boit 6 petits verres par jour d'élixir pendant deux jours, le matin à jeun, un verre une heure avant de dîner, un verre après qu'on a fini le repas à titre de liqueur de dessert, le soir au souper la même chose, une heure avant et de suite après, et enfin en se couchant. Le troisième jour prendre un purgatif (indiqué) et de la tisane de salsepareille.

Contre l'apoplexie

Faire prendre au malade l'Elixir Léopard avec de la tisane de bourrache et le frictionner avec la pommade Léopard. Compresses d'eau sédative entre les deux oreilles, bain de sang sur l'épine dorsale.

Contre les coliques plombagines et autres

Purgatif immédiat, cataplasme vermifuge sur l'abdomen, tisane de racine de guimauve, de pariétaire et de quelques graines de lin, chaque 3/4 d'heure un verre à liqueur d'Elixir Léopard.

Contre les vers des enfants

Faire infuser dans un verre d'eau bouillante un petit brout de sommités de rue, quelques feuilles d'absinthe et une gousse d'ail ; filtrer et mélanger avec l'élixir. Faire boire au malade. Cataplasme vermifuge sur l'abdomen.

Contre le retard du sang ou règles menstrues

Purges laxatives émollientes, boire 6 petits verres par jour comme il est prescrit aux maladies du cœur, prendre assez souvent une tisane de 4 grammes de feuilles d'absinthe et 20 grammes plante fraîche de souci.

Contre les épilepsies ou mal caduc

Purgez souvent le malade, faites-lui boire d'Elixir Léopard 6 fois par jour. Frictionnez les tempes à la pommade Léopard, eau sédative sur le crâne, une cuillerée soir et

matin d'eau de bromure de potassium contre les nerfs.
Pour faire cet anti-nerveux prenez chez le droguiste 15
grammes de bromure (coût 20 centimes) mettez-les dans
une bouteille d'un demi-litre et achevez de la remplir
d'eau ; vous pouvez vous en servir de suite.

Contre les indigestions pour gens et bêtes
(pour un cheval, mulet, bœuf, etc.)

Mettre dans 3/4 de litre d'Elixir Léopard, 1/5 de
litre du dentifrice, en faire avaler à la bête malade
environ un demi-litre. Demi-heure après, faire boire un
demi-litre de thé très fort avec le restant du mélange de
l'élixir, si le mal se fait encore sentir.

Contre les bronchites

Purger de suite avec les procédés indiqués. Elixir, 6
verres à liqueur par jour ; dans les intervalles, prendre
souvent une infusion de feuilles de capillaire, de coque-
licot, d'hysope, de tussilage ; décoction de sureau, de
violettes, de bourrache.

Recette contre les douleurs rhumatismales, sciatiques, goutteuses, articulaires

Cette puissante et souveraine pommmade, qui a déjà
soulagé tant de personnes, a la propriété de guérir les
douleurs rhumatismales, les sciatiques, les articulaires
et les goutteuses, maux d'oreilles, dartres cancéreux,
écrouelles, scrofules, cors aux pieds. Elle est d'un grand
secours dans les attaques épileptiques. Quand on est pris
de ces terribles maladies, soit de l'une soit de l'autre,
l'on n'hésite pas à se purger au moins trois fois la pre-

mière semaine, et l'on se frictionne plusieurs fois, dans la journée, les parties malades avec la pommade.

Cette pommade se fait avec du saindoux, de la cire vierge, d'essence de Sibille et de la poudre de camphre. On fait fondre le tout ensemble au bain-marie ; on passe à travers un linge et on laisse figer. Pour en faire 100 grammes, on prend 100 grammes de saindoux mâle, autant que possible, on le dépouille de la peau, on le réduit en pâte ; on râpe ensuite 20 grammes de cire vierge, on ajoute 10 grammes de camphre et 5 grammes d'essence de Sibille. Si l'on veut en préparer davantage on emploie autant de fois les chiffres ci-dessus.

Recette du dentifrice, la plus importante de toutes

Avec elle, plus de souffrances dentaires, plus d'extraction, plus de carie ni de scorbut, plus de plombage ni de dents artificielles, enfin, plus de souffrances : vous garderez vos dents jusqu'à ce qu'elles tombent toutes seules, c'est-à-dire dans un âge très avancé et sans douleurs ; les preuves sont là qui l'attestent.

Ce trésor inestimable du genre humain se compose comme il suit :

Alcool 1 litre à 95 degrés		
Racine d'arrête bœuf	30	grammes par litre
Racine d'angélique	30	id.
Cannelle	2	id.
Calomus aromaticus	2	id.
Myrrhe	2	id.
Aloès	2	id.
Clous de girofle	1	id.
Camphre	1	id.
Vanille	0 25	centigrammes
Noix muscade	0 25	id.
Safran	0 25	id.

Ceci est la dose pour en faire un litre, si l'on veut en faire davantage, autant de litres d'alcool autant de fois les poids ci-dessus. On laisse macérer le tout dans une bouteille de deux litres, pendant 10 jours au soleil, en prenant la précaution de bien ficeler le bouchon et de secouer deux fois par jour la bouteille.

Mode d'emploi

Lorsqu'une dent vous fait mal, ne la faites pas arracher, prenez une boule de coton en rame, vous la trempez dans le liquide et vous la mettez sur la dent malade, en ayant soin de tenir la bouche fermée pour ne pas respirer l'air. Si la douleur persiste, ce qui serait extraordinaire, vous recommencez de suite, car la douleur ne doit pas résister au remède, excepté qu'on eût affaire à une névralgie causée par une forte irritation, c'est-à-dire à une fièvre dentaire ; en ce cas, il faudrait se purger de suite pour combattre l'irritation.

Conservation des dents pour les populations futures

Mères de famille, si vous tenez à ne plus voir souffrir vos enfants et vos filles, si vous voulez jouir du plaisir de leur voir des dents blanches comme de l'albâtre, si vous voulez respirer une haleine parfumée, au lieu d'une exhalaison putride, si vous voulez les sentir joyeux et contents, exempts d'inquiétudes, de tristesses et de souffrances, voici la manière d'employer l'élixir dentifrice :

Vous prenez deux ou trois cuillerées à soupe d'eau de fontaine ou de rivière, vous y versez cinq à six gouttes d'élixir, vous mélangez bien et vous faites laver la bouche à vos enfants. Je défie qu'aucun insecte vienne déposer le moindre virus à leurs gencives, e vous ne verrez jamaist plus les vers dévorer leurs dents. Pour se garantir de toutes les maladies dentaires, il suffit de faire ce petit lavage à la bouche une ou deux fois par semaine.

Recette contre les vers des petits enfants

Pour chasser les vers, qui désolent ces petits êtres si chers à vos cœurs, faites boire à l'enfant, qui en est affligé, l'Elixir Léopard avec un petit mélange d'élixir dentifrice, vous verrez vite cesser les convulsions, les crises nerveuses et les contractions musculaires. Vous pourrez de temps à autre appliquer quelques petits cataplasmes vermifuges sur l'abdomen et administrer des lavements vermifuges. Vos enfants ne seront plus exposés aux crises vermineuses, qui vous les désolent et vous les tuent en peu de temps.

Recette du purgatif par excellence

Manne pour une dose	20 grammes
Tamarin	200 id.
Séné fruit ou feuilles	25 id.

Thé purgatif du Léopard

Fenouil, racine	30 grammes
Sureau, fleurs	50 id.
Séné, feuilles	140 id.
Anis, grains	50 id.
Crème de tartre	30 id.

Vous mélangez le tout ensemble, puis vous divisez en paquets de 5 grammes et vous mettez un paquet en infusion, dans une quantité de 125 grammes d'eau, toutes les fois que vous voulez vous purger.

Vous avez plusieurs moyens pour vous purger, chacun choisira celui qui est le mieux à sa portée.

Tout ce que je recommande, c'est de laisser de côté les purgatifs composés de certaines drogues, qui ne sont que des irritants au lieu d'être des calmants. Tout le monde sait que l'on n'est jamais malade sans irritations, or donc, lorsqu'on est malade, la première des choses, c'est de combattre l'irritation avec des purgatifs, laxatifs et émollients. Voulez-vous connaître l'effet de l'irritation ?

Prenez deux marmites, remplissez-les de la même eau, mettez-en une sur le feu et l'autre hors du feu. Dans la première, où il y a irritation, l'eau se chauffe et bout en peu de temps. Qui est-ce qui la fait bouillir ? C'est tout naturellement l'irritation du feu, et après deux ou trois heures d'ébullition l'eau se trouve toute consumée. Eh bien, chers lecteurs, il en est de même de nous, lorsque nous sommes malades.

L'irritation du mal nous donne la fièvre, cette fièvre par son ébullition nous consume le sang, les humeurs, etc., et nous succombons à la mort, comme s'éteint une lampe qui n'a plus d'huile.

Or donc, si vous voulez faire cesser l'ébullition de la marmite que faites-vous ; vous enlevez le feu et la marmite ne bout plus. De même, si vous voulez faire cesser la fièvre, si vous voulez faire cesser l'ébullition de votre sang, enlevez cette irritation qui est la cause de tout votre mal et vous ne souffrirez plus. Donc, n'écoutez plus personne, purgez-vous avec les moyens prescrits dans cet opuscule, et vous aurez votre sang toujours propre, capable de résister à n'importe laquelle des épidémies qui trop souvent viennent vous faire visite pour vous enlever celui ou celle envers qui vous aviez fondé les plus belles espérances.

7ᵉ Recette pour combattre les pneumonies points de côté, pleurésies, etc.

Voilà encore une maladie terrible qui met sens dessus dessous les parents du pauvre malade, parce que, malheureusement, il en meurt les 3/5. Cette maladie doit être enrayée dans l'espace de deux ou trois heures avec une somme de 50 à 60 centimes. N'attendez pas toutefois que le mal ait envahi toute l'économie, et que le sang soit complètement pourri car vous savez que dans la pneumonie, le sang ne circule plus et toute la partie qui se trouve au-dessous se congestionne, n'étant plus renouvelée par la circulation, donc il faut attaquer le mal dans son début.

Prenez : vinaigre de 16 à 17 degrés 1 litre
avoine   1 —
huile d'olives de 4 à 5 cuillerées.

Faites bouillir tout ensemble jusqu'à ce que l'avoine ait absorbé tout le vinaigre. Retirez du feu et versez dans le mélange un quart de verre d'eau-de-vie camphrée à 33 degrés. Dans un sachet de toile que vous avez préalablement préparé vous versez l'avoine et vous l'appliquez aussi chaude que le malade pourra le supporter sur la douleur du côté gauche. Vous en préparez un second pour le remettre de suite après que l'autre aura perdu sa chaleur. Faites boire du bon consommé au malade. La chaleur de l'avoine bouillie dans les liquides prescrits ramèneront la circulation du sang, la douleur disparaîtra et la pneumonie sera guérie sans que vous ayez eu à souffrir et sans aucune dépense. Combien de personnes ai-je déjà guéries avec ce traitement ainsi que le prouvent les certificats de guérison que j'ai en mains.

8ᵉ recette. Cataplasme vermifuge

Pour calmer toute la famille parasitaire des vers :

Eau de rivière ou de fontaine	1 litre
Farine de lin	100 grammes
Sel gris de cuisine	une poignée
Feuilles de laurier sauce	6 feuilles
Un bouquet de thym	
Cerfeuil	1 poignée
Aloès en poudre	2 grammes
Asa fœtida	0 5 centigr.

Arroser le linge d'eau sédative avant d'y mettre le cataplasme, arroser la pâte de farine de lin avec de l'alcool camphré, appliquez le cataplasme sur l'abdomen aussi chaud que pourra le supporter le malade ; deux heures après renouvelez par un cataplasme ordinaire jusqu'à deux fois par jour s'il y a nécessité.

9ᵉ recette pour fumigations stimulantes

Vous prenez : Sommités fleuries d'armoise	100 grammes
Eau bouillante	1000 —

Mettez dans un vase de nuit et dirigez les vapeurs vers les organes génitaux, pour faciliter et rétablir la menstruation.

Les fumigations qui ont pour principe des substances végétales s'obtiennent soit par la combustion du sucre, d'une résine, de baie de genièvre, du vinaigre, etc. Les fumigations des plantes dans l'eau bouillante, sont émollientes, aromatiques ou narcotiques suivant les propriétés des plantes employées.

. Avec les 9 recettes que je vous donne, toutes uniquement composées de plantes, vous pouvez vous tranquilliser sur votre sort et sur celui de vos enfants. A l'avenir vous n'aurez plus la douleur de les voir souffrir et puis mourir: vos jeunes filles qui à l'âge critique de quinze ans, dépérissent à vue d'œil à la suite des mouvements du sang avec le dégoût, la faiblesse, la jaunisse, etc., tous agents qui se mêlent de la partie, au lieu de se dessécher comme une fleur fanée, continueront à faire votre joie et votre bonheur en leur voyant une santé saine et robuste.

Pères et mères de famille si vous voulez que vos larmes soient taries, que vos angoisses et vos douleurs soient finies munissez-vous de mes recettes et suivez-les attentivement, et vous passerez une vie douce et tranquille. Tout ce que j'ai dit est prouvé par plus de trois cents certificats légalisés des personnes guéries avec mes recettes.

Ce serait trop long et trop coûteux si je voulais faire figurer tous les certificats qui m'ont été délivrés, je me contente d'en insérer dans ma brochure un certain nombre qui suffira pour convaincre les personnes des résultats obtenus, et même celles qui sont restées incrédules jusqu'a ce jour puisque la lumière est faite.

CERTIFICATS ITALIENS
SUR L'EFFICACITÉ DU PUISSANT ELIXIR LÉOPARD

Je certifie que l'Elixir Léopard m'a sauvé de la mort un cheval de mille cinq cents francs et un bœuf de sept cents francs.

Massio, 2 décembre 1882.

Eugène Pierre

Légalisé par le Maire,
POZZI.

Certificat pour choléra

Je certifie dans le sens de la plus pure vérité, que l'Elixir Léopard, préparé par M. A. Jourdan, m'a guéri du choléra, dont je n'avais plus un quart d'heure à vivre, puisque j'étais devenu tout noir.

Acqui, 22 septembre 1884.

Morando Joseph, taillandier.

Légalisé par le Maire,
BONNELLI.

Certificat pour choléra asiatique

Je certifie que j'étais prise du terrible choléra asiatique ; j'étais dans un état désespéré; sans le puissant élixir Léopard qui me calma crampes, dyssenterie, vomissement, je succombais à une mort certaine.

Acqui, 25 septembre 1884.

Gatti Marguerite, propriétaire,

Légalisé par le Maire,
BONNELLI.

Certificat pour indigestion d'eau

Je certifie que le 8 septembre, je fus pris d'une terrible indigestion d'eau, j'étais presque mort, puisque j'abandonnai cheval et charrette. L'on me fit boire une bonne dose d'Elixir Léopard, qui me fit vomir l'eau massée sur l'estomac qui s'était transformé en un grand catarrhe et je fus sauvé.

Bistagno, 28 septembre 1884.

Gaglione joseph, propriétaire.

Légalisé par le Maire,
BARBERI.

Certificat pour fièvre typhoïde

Je certifie que l'Elixir Léopard a guéri en 8 jours mon enfant des fièvres typhoïdes qu'il avait depuis trois mois. Mes éloges à M. Jourdan.

Acqui, 6 août 1884.

Paul Brechemier,
chef jardinier au grand établissement
des bains d'Acqui

Légalisé par l'Adjoint au Maire,
Fourne.

Certificat pour maladie de cœur ou anévrisme

Je soussigné certifie que ma sœur souffrait depuis 18 mois d'une maladie de cœur dont elle ne pouvait plus digérer. L'elixir Léopard a été le seul remède qui l'ait guérie.

Acqui, 14 septembre 1885

Constantino Balduzzi, notaire.

Légalisé par l'Adjoint au Maire,
Viotti.

Certificat pour la disparition du sang

Je certifie que l'Elixir Léopard, a guéri ma femme des terribles souffrances dont elle était en proie depuis un an occasionnées par la disparition du sang

Acqui, 14 septembre 1885.

Buffignandi Joseph,
Tonnelier.

Certificat légalisé par l'adjoint au Maire,
Viotti.

Certificat contre l'avortement

Je soussigné certifie, que toutes les fois que ma femme était enceinte au bout de quelques mois elle avortait et elle allait aux portes de la mort, impossible qu'elle pût arriver à terme; depuis qu'elle fait usage du célèbre Elixir Léopard ces malheurs ne lui sont plus arrivés.

Strévi, 25 juillet 1885.

Buffignadi Louis dit André.

Certificat légalisé par le Maire,
Zunato.

Certificat pour maladie de cœur et palpitation

Je certifie que l'Elixir Léopard est le seul qui m'a guéri d'une maladie de cœur que j'avais depuis onze ans. Je témoigne ma plus vive gratitude à M. A. Jourdan, l'inventeur, et lui délivre mon présent certificat.

Monbaldonne, 25 juillet 1885.

Barbori Madalena.

Certificat légalisé par le Maire,
Colla.

Certificat pour bronchite chronique

Je déclare et certifie que l'Elixir Léopard m'a radicalement guéri d'une bronchite chronique que j'avais depuis bien longtemps, puisque lorsque j'ai commencé d'en faire la cure, j'étais à la fin de mes jours. Deux bouteilles ont suffi pour me guérir.

Acqui, 12 novembre 1885

Cresta Félix.

Certificat légalisé par l'adjoint au Maire,
ACCUSANNI.

Certificat pour terrible indigestion

Je certifie et puis dire, que l'Elixir Léopard préparé par M. A. Jourdan, est vraiment le destructeur des indigestions les plus opiniâtres, puisque l'on croyait ne pouvoir me revenir, mes plus grands éloges à M. Jourdan qui en est l'inventeur.

Acqui, 28 novembre 1885.

Debenedetti Jacque,
Agent général de la Compagnie *Venezia*.

Certificat légalisé par l'adjoint,
BONNELLI.

Certificat pour accouchement

Je certifie que ma femme Eloïse Bormida, avait le mal d'enfant depuis six jours, impossible de pouvoir accoucher, le médecin ne voyait plus autre que l'opération avec le fer, et la mort. Lorsqu'on lui fit boire une dose assez forte de Léopard, et après environ dix minutes elle accoucha comme par enchantement. Mes sincères remerciements à M. Jourdan de m'avoir sauvé ma femme.

Bistagno, 9 janvier 1886.

Bormida Joseph,
Albergatore.

Certificat légalisé par le Maire,
BARBERI.

CERTIFICATS FRANÇAIS

Certificat pour étouffement

Je certifie que l'Elixir Léopard, préparé par M. A. Jourdan, m'a guéri des étouffements continuels que j'avais depuis longtemps, qui ne me permettaient plus de digérer.

En reconnaissance je lui délivre le présent certificat.

Draguignan, 25 juin 1886.

Renoux Dominique,
Distillateur.

Légalisé par l'adjoint au Maire,
CASTELLAN.

Certificat pour une monstrueuse indigestion

Je certifie et puis dire avec fierté que le puissant Elixir Léopard, m'a sauvé de la mort la plus certaine. J'étais dans un état piteux. Ayant bu ce puissant Elixir en moins de dix minutes je rendis tout ce que j'avais sur l'estomac et je fus soulagé instantanément.

Figanières, 20 octobre 1886.

Martin Antoine,
Propriétaire.

Certificat légalisé par le Maire,
CAVALIER.

Certificat pour attaque d'apoplexie

Ayant été pris d'une attaque d'apoplexie dans la fabrique de M. Bus ou je travaille, je restai paralysé et je ne pus plus me servir de mes membres; ma langue était aussi prise à un tel point que je ne pouvais plus parler. L'on me fit boire trois petits verres d'Elixir Léopard préparé par M. Jourdan, et après quelques minutes toute crise disparut puisque dans la journée je fus reprendre mon travail.

Draguignan, 10 janvier 1887.

Jourdan François.
Tanneur.

Certificat légalisé par l'adjoint au Maire,
CASTELLAN.

Certificat pour retard du sang

Je soussigné déclare qu'une bouteille de ce puissant Elixir Léopard a suffit pour guérir ma fille Elisabeth Fouque, pour le retard du sang qui la faisait souffrir terriblement et nous donnait des sérieuses inquiétudes pour sa santé, mille fois merci à M. Jourdan en reconnaissance je lui délivre le présent certificat.

La Motte, 25 janvier 1887.

Fouque Jean-Baptiste,
Propriétaire.

Légalisé par le Maire,
MURAIRE.

Certificat pour crampes d'estomac

Je certifie que l'Elixir Léopard a guéri ma femme Mélanie Audigier, des terribles douleurs d'estomac qui lui procuraient des fréquents vomissements et les souffrances la mettaient à la mort. Mes plus sincères remerciements et gratitudes à M. Jourdan.

Draguignan 12 janvier 1887.

Teisseire Alexis,
Boulanger, fournisseur à la troupe.

Légalisé par le Maire,
CLAVIER.

Certificat pour épilepsie (ou mal caduc)

Moi Abram Lucien, certifie que mon fils Auguste Abram, était depuis plus d'un an, atteint malheureusement des attaques épileptiques, je ne dis pas le reste, il a été guéri par l'Elixir Léopard dont M. Jourdan est l'inventeur. Je le remercie un million de fois.

Draguignan, 27 mai 1887.

Abram Lucien.

Légalisé par l'adjoint au Maire,
CASTELLAN.

Certificat pour maladie d'estomac

Je certifie que ma femme Alie a été guérie par l'Elixir Léopard, d'une maladie d'estomac dont elle souffrait depuis six ans; rien n'avait pu lui calmer les souffrances qu'elle endurait nuit et jour ; Avec le puissant Elixir Léopard elle a été guérie en moins de quinze jours.

La Motte, 21 décembre 1887.

Joseph Lucien.

Légalisé par le Maire,
MURAIRE.

Certificat pour coliques, vomissements, crampes et dysenterie

Je certifie que le 14 du mois d'août la demoiselle Batisse Madeleine, native de Toulon, âgée de 18 ans se trouva prise de terribles coliques, vomissements, dysenterie et crampes, tout espoir de la sauver était perdu, lorsque nous fîmes boire un demi verre d'Elixir Léopard préparé par M. A. Jourdan, et elle fut instantanément guérie puisque quelques heures après elle se fut promener avec ses camarades.

La Motte, 22 décembre 1887.

Saquet Louis.

Légalisé par le Maire,
MURAIRE.

Certificat pour douleurs rhumatismales

Je certifie que depuis longtemps, je gardais la chambre et le lit, des terribles douleurs rhumatismales qui me donnaient des souffrances insupportables, l'on me donna de la puissante pommade Léopard préparée par M. A. Jourdan, qui après quelques jours de frictions ces douleurs me passèrent et je sortis faire mes petites affaires.

La Motte, 22 décembre 1887.

Rubi Madeleine.

Légalisé par le Maire,
MURAIRE.

Certificat pour vers des enfants

Je certifie que ma petite fille Rimbaud Elisabeth, nous l'avons eu plusieurs fois en danger de mort occasionné par les vers, elle nous donnait des sérieuses inquiétudes au sujet de convulsions que les masses vermineuses lui donnaient, nous avons fait boire l'Elixir Léopard, et aucune crise vermineuse n'est plus reparue.

Draguignan, 10 décembre 1887.

Rimbaud Louis.

Certificat légalisé par le Maire,
CLAVIER.

Certificat contre les masses vermineuses

Je certifie que l'Elixir Léopard, m'a guéri radicalement d'une grande masse de vers qui me montait dans toute la panse estomacale, et me causait nuit et jour des souffrances atroces et je me voyais dépérir à vue d'œil. Une seule bouteille à suffi pour m'en débarrasser.

La Motte, 14 janvier 1888.

Marie Bertaud

Certificat légalisé par le Maire,
MURAIRE.

Certificat pour vers

Je soussigné certifie que l'Elixir Léopard est un des premiers vermifuges du jour, puisque depuis que nous en faisons boire à notre petite Germaine, aucun symptôme vermineux ne s'est plus montré, donc nous sommes satisfaits et contents de ne plus la voir souffrir et je remercie M. Jourdan.

Draguignan, 24 janvier 1888.

Hugues,
Brigadier de gendarmerie.

Légalisé par l'adjoint au Maire,
CASTELLAN.

Certificat pour vers d'enfant

Je soussigné certifie que l'Elixir Léopard a sauvé plusieurs fois de la mort, ma petite fille Steffani Jeanne, assaillie par les vers ; au moindre symptôme nous lui donnions une petite dose de cette liqueur bienfaisante et ne se plaignait plus de rien. Mes plus vives reconnaissances à M. Jourdan.

Draguignan, 7 mars 1888.

Steffani Chaize,
Vannier.

Légalisé par l'adjoint au Maire,
CASTELLAN.

Certificat pour coliques du Miserere

Je certifie que le 27 février, il me prit des coliques tellement fortes qu'on me dit être celles du Miserere, de tout ce qu'on me donnait, je ne pouvais rien garder dans mon estomac, le mal m'avait fait devenir fou et furieux lorsqu'on me donna une bonne dose du précieux Elixir Léopard, préparé par M. A. Jourdan l'inventeur, les coliques furent instantanément coupées et je dormis toute la nuit après onze heures de terribles souffrances.

Draguignan, 6 février 1888.

Balthazard.

Légalisé par l'adjoint au Maire,
MURAIRE.

Certificat pour fièvres

Je soussigné, certifie que depuis dix ans j'avais les fièvres d'Afrique et je n'ai pu m'en débarrasser que lorsque j'ai pris l'Elixir Léopard qui, dans quatre jours me les a coupées; Aujourd'hui j'ai repris le travail que j'avais abandonné depuis si longtemps.

Draguignan, 17 juillet 1888.

Isnard Louis,
Employé au Central Var.

Légalisé par l'adjoint,
ACHILLE COLLET.

Certificat pour mal de dent

Je déclare, certifie que le Dentifrice de M. A. Jourdan m'a guérie du mal de dent qui me faisait souffrir depuis l'âge de 16 ans, j'en ai 30 aujourd'hui inutile de dire les affreuses souffrances que j'ai endurées.

Draguignan, 27 octobre 1888.

Bertrand Catherine.

Légalisé par l'adjoint,
ALBERT GROS.

Certificat pour mal de dent

Je puis certifier que le Dentifrice de M. A. Jourdan a guéri ma fille, Marguerite Giraud, de ce terrible mal de dent, dont elle pleurait nuit et jour, elle passait des quinzaines sans avoir une minute de calme et même sans pouvoir manger. Mes remerciements à M. Jourdan.

Draguignan, 7 novembre 1888.

Giraud Marc-Antoine,
Employé de banque.

Légalisé par l'adjoint au Maire,
ALBERT GROS.

Certificat pour mal de dent

Je certifie que depuis longtemps je souffrais du mal de dent qui me faisait éprouver des douleurs insupportables, le Dentifrice de M. Jourdan m'a complètement emporté les douleurs et depuis lors je n'ai plus souffert une minute aussi il me semble être venue de l'autre monde ; Avec son Dentifrice il n'y aura plus de mal de dent ; pour gratitude et remerciement je lui laisse mon présent certificat.

Draguignan, 30 novembre 1888.

Marie Muraire,
Café de la Maison Dorée.

Légalisé par l'adjoint au Maire,
ALBERT GROS.

Certificat pour le retard du sang

Je soussigné, déclare certifier que depuis longtemps ma fille Madeleine Henri, lui manquait le sang. Cette disparition lui causait un tel malaise qu'elle ne tarda pas à devenir une malade très sérieuse puisqu'elle ne pouvait presque plus monter l'escalier. Je lui fis boire une bouteille d'Élixir Léopard de M. A. Jourdan ; dans peu de temps elle fut rétablie et aujourd'hui elle jouit d'une santé de fer. En reconnaissance je lui délivre le présent certificat pour le faire valoir.

Draguignan, 21 novembre 1888.

Félicie Majastre, épouse Henri.

Légalisé par l'adjoint au Maire,
ACHILLE COLLET.

Certificat pour pneumonie

Je certifie que dans la nuit du 20 courant, il me prit une douleur au côté suivie de crachements de sang, avec une très forte fièvre. La douleur me faisait tellement souffrir, que je ne pouvais plus respirer et ne faisais que crier ; mon mal fut reconnu être une pneumonie, ma femme fut trouver M. Jourdan qui lui donna un remède lequel emporta la douleur et arrêta le crachement de sang. La fièvre cessa comme par enchantement et je fus guéri, puisque le quatrième jour je repris mon travail. Je remercie mille fois M. Jourdan de m'avoir tiré d'affaire si promptement, et surtout sans qu'il ne m'en ait rien coûté. Par acte de remerciement je lui délivre le présent certificat.

Draguignan, 1 décembre 1888.

Pour mon père illétré Esprit Truc,
Madeleine Truc.

Légalisé par l'adjoint au Maire,
ALBERT GROS.

Certificat pour pneumonie

Le 4 décembre dernier j'eus une pneumonie pour laquelle chacun me croyait perdu et j'étais condamné par les trois docteurs qui me soignaient. Mes parents qui voyaient qu'il n'y avait plus d'espoir allèrent consulter M. Jourdan qui me fournit des liquides qui en 48 heures, conjurèrent mon mal et au bout de trois jours je quittai le lit.

Châteaudouble, 17 janvier 1889.

Mouret François.

Pour le Maire :
ALLÈGRE.

Certificat pour rhumatisme

Je certifie que ma femme Anne Castagne, depuis environ un mois souffrait des terribles douleurs rhumatismales dont elle criait nuit et jour à vous arracher des larmes. Nous employâmes la souveraine Pommade Léopard préparée par M. A. Jourdan, qui, chose incroyable, dans trois jours de friction elle quitta le lit et les douleurs disparurent.

Figanières, 4 mars 1889.

Castagne Paulin.

Pour l'adjoint,
L. CARTICE.

Certificat pour coup de sang

Je certifie que ma fille Noelly Pélissier a été sauvée d'une mort certaine par la Pommade Léopard préparée A. Jourdan. Son état était désespéré et son aspect effrayant. Je la remis aux soins de M. Jourdan qui dans trois jours me la guérie.

Figanières, 4 mars 1889.

Pélissier.

Légalisé par l'Adjoint,
L. CARTIER.

Certificat pour rhumatismes articulaires

Je certifie que la Pommade de M. A Jourdan m'a guéri d'un rhumatisme articulaire qui me donnait des douleurs à me faire mourir.

Je déclare aussi que cette souveraine Pommade est l'unique, pour guérir le mal d'oreille presque instantanément.

Draguignan, 5 mars 1889.

Bertrand Jean,
jardinier au Bon-Pasteur.

Légalisé par l'Adjoint,
ALBERT GROS.

Certificat pour maux de dents

Les rages de dents m'avaient tellement fait souffrir que je ne trouvais plus de repos ni nuit ni jour Lorsque je me suis servi du dentifrice de M. Jourdan, je n'ai plus souffert un seul instant aussi j'adresse mes sincères remerciements à M. Jourdan.

Draguignan, 7 mars 1889.

Vassa Camille,
Café Continental.

Légalisé par l'Adjoint,
ACHILLE COLLET.

Certificat pour l'asthme

Je certifie que l'Elixir Léopard a complétement guéri ma femme de l'asthme qu'elle avait depuis très longtemps, moi et les miens nous avions perdu tout espoir de la guérir, j'adresse mes vifs remerciements à M. Jourdan. En foi de quoi je lui délivre le présent certificat.

Draguignan, 11 mars 1889.

Salomon Jean-Baptiste.

Légalisé par l'Adjoint au Maire.
ALBERT GROS.

Certificat pour rhumatisme articulaire

Je certifie que sans la Pommade Léopard, ma femme Clémence Rebouillon serait morte par les douleurs occasionnées par un rhumatisme articulaire pendant quelques jours nous lui fimes des frictions et au bout de cinq à six jours elle fut guérie Mes sincères remerciements à M. Jourdan et à sa puissante pommade.

Châteaudouble, 12 mars 1889.

Rebouillon,
garde-champêtre.

Légalisé par le Maire,
ALLÈGRE.

Certificat pour catharre guttural

Je déclare que depuis 18 mois, j'étais affecté d'un catharre guttural qui me conduisait à la mort puisque huit docteurs avaient renoncé à traiter ce genre de maladie, lorsque je me remis aux soins de M. A. Jourdan. Une période de trois semaines m'a complètement guéri à l'aide du puissant Elixir Léopard.

Draguignan, 12 avril 1889.

Edouard Parés,
ingénieur civil.

Légalisé par l'Adjoint au Maire,
ACHILE COLLET.

Certificat pour hémorrhoïdes

Je certifie que les eaux et pommades préparées par M. Jourdan m'ont guéris les hémorroïdes qui me donnaient des tumeurs sanguines accompagnées des douleurs à me faire mourir. Aussi mes sincères remerciements sont acquis à M. Jourdan.

Draguignan 16 mai 1889.

Paulet,
garde-forestier.

Légalisé par l'adjoint au Maire,
ACHILLE COLLET.

Certificat pour douleurs rhumatismales et sciatiques

Je certifie que depuis longtemps je souffrais le martyre occasionné par un rhumatisme sciatique. Ayant fait usage de la puissante Pommade Léopard préparée par M. Jourdan en quelques jours de frictions j'ai été radicalement guérie puisque je n'ai plus souffert. Aussi je le remercie de tout mon cœur.

Draguignan, 31 août 1889.

Ursule Mazoullier.

Légalisé par l'Adjoint au Maire.
ACHILE COLLET.

Certificat pour maladie de cœur

Je certifie que l'Elixir Léopard m'a guéri d'une maladie de cœur que j'avais depuis huit ans. De tous les remèdes qu'on m'ordonnait aucun n'avait soulagé les douloureuses souffrances qui se manifestaient dans la région du cœur et depuis que j'ai pris ce puissant auxiliaire de la santé je ne souffre plus, je suis devenu fort et robuste.

Draguignan, 8 septembre 1889.

Henri Fournier,
cafetier.

Légalisé par l'Adjoint au Maire,
ACHILLE COLLET.

Certificat pour rhumatisme articulaire

Je certifie que depuis cinq mois je souffrais d'un rhumatisme articulaire, J'employais toute sorte d'onguents et pommade mais inutilement Je souffrais toujours davantage. J'ai fait usage de la renommée Pommade Léopard dont M. Jourdan est l'inventeur, et après quelques jours de frictions les douleurs disparurent et je ne souffris plus. Mes sincères remerciements à M. Jourdan.

Saint-Raphaël, 10 septembre 1889.

Borlolando Pierre.

Légalisé par l'Adjoint au Maire.
A. GAY.

Certificat pour scrofule

Je déclare que ma femme Marie-Jeanne Richard, il y a environ un an, fut atteinte de la terrible maladie écrouelleuses sur tout le corps. La pauvre femme ne pouvait plus sortir, elle a fait toute sorte de remèdes ordonnés par ceux qui la traitaient mais inutilement. Rien ne put ni la guérir ni la soulager dans ses souffrances grâce à la souveraine Pommade Léopard qui dans l'espace de quelques jours elle fut complètement guérie de cette infection purulente dont l'odeur était insupportable, et il n'est resté aucune trace à la peau. Mille fois merci à M. Jourdan inventeur de cette bienfaisante pommade.

Flayosc 16 septembre 1889.

Richard Jean-Antoine,
aiguiseur.

Légalisé par le Maire,
VINCENT.

Certificat

Je soussigné, certifie que M. Jourdan m'a sauvé d'une mort certaine, d'une bile invétérée dans le sang. J'étais condamné à la mort par tous ceux qui m'avaient vus et les miens avaient perdu tout espoir. Après ces six mois de souffrances et comme suprême espoir on consulta. M. Jourdan, qui dans l'espace de sept à huit jours me tira de cette maladie, et grâce à lui je jouis d'une excellente santé, aussi de bon cœur je lui délivre ce présent certificat pour le faire valoir.

Draguignan, 24 octobre 1889.

Pons Louis.

Certificat pour dartres et écrouelles

Dans le sens de la plus pure vérité, je déclare et certifie que M. A. Jourdan, m'a guéri d'une maladie de peau des plus terribles J'étais dans un état pitoyable, les écrouelles ne formaient plus qu'une croûte écailleuse sur tout mon corps et ne pouvais plus tenir nulle part. J'étais dans un feu dévorant lorsque après vingt-cinq jours, désespérant de guérir, j'allais voir M. A. Jourdan, qui dans l'espace de cinq jours me guérit à un tel point que je repris mon travail. Tous mes plus grands éloges à cette puissante pommade ainsi qu'à son sublime purgatif, pour une action si prompte et en reconnaissance je lui délivre mon présent certificat pour qu'il en fasse usage.

Draguignan, 27 octobre 1889

Garcin.

Certificat pour une maladie de quatre ans

Je soussigne déclare et certifie que M. Jourdan m'a radicalement guéri d'une maladie que j'avais depuis quatre ans. Aucun docteur en avait pu connaître le genre puisque en dernier lieu je ne pouvais plus digérer le bouillon, je passai plusieurs fois pour mort. N'ayant plus d'espoir en moi, l'on me remit aux soins de M. A. Jourdan et en très peu de temps je fus guéri radicalement puisque aujourd'hui je jouis d'une excellente santé grace aux vertus de son puissant élixir Léopard ainsi qu'à son sublime purgatif.

Pour remerciement je lui délivre le présent certificat.

Callas, 3 novembre 1889
Légalisé par le Maire,
Vanon Damien

Certiffcat pour maladie d'estomac

Je déclare et certifie toute la vérité que M. A. Jourdan m'a guéri d'une maladie d'estomac que j'avais depuis quatorze ans. De tout ce qu'on m'ordonna dans ce laps de temps ne servit qu'a augmenter mon mal et aujourd'hui il me semble avoir repris mes vingt ans

Mes plus grands éloges à M. Jourdan et pour gratitude je lui délivre le présent certificat.

Draguignan, 7 janvier 1889.

Toche Joseph,

Légalisé par l'adjoint au Maire,
Albert Gros.

Certificat pour terrible mal de dent

Je déclare toute la vérité que depuis six mois, je souffrais la torture par le mal qu'on appelle rage de dent, inutile de pouvoir ni manger ni dormir et souffrir nuit et jour; j'étais devenue comme folle, dire les nuits que j'ai passées en pleurant, impossible. Lorsque j'entendis parler du dentifrice Jourdan, que je fus trouver, dont trois ou quatre gouttes suffirent pour calmer ces terribles douleurs et Dieu merci je n'ai plus souffert une seconde.

En reconnaissance je lui délivre mon certificat.

Draguignan, 22 janvier 1890.

Marie Mouret,

Légalisé par l'Adjoint au Maire,
Albert Gros.

Certificat pour disparition des règles menstrues

Je soussigné déclare et certifie que ma femme était devenue une malade très sérieuse au sujet de la disparition du sang. De tous les remèdes employés, rien ne put le lui faire revenir. Lorsque j'allai voir M Jourdan, qui me donna une bouteille de son Elixir Léopard et dans l'espace de 6 jours elle fut complètement rétablie. Aussi elle remercie beaucoup M. Jourdan. En reconnaissance je lui laisse le présent certificat.

Draguignan, le 5 février 1890.

François Fouque.

Légalisé par le Maire,
CLAVIER

Certificat pour pertes blanches

Je soussignée déclare que depuis longtemps je souffrais énormément par des pertes blanches journalières. J'employai plusieurs remèdes sans obtenir aucun résultat. Je consultai M. A. Jourdan, qui dans quatre jours me rendit la santé et je ne souffre plus. Aussi de bon cœur je lui délivre mon certificat pour qu'il en fasse tel usage qu'il lui plaira.

Draguignan, le 5 février 1890.

Virginie, épouse Fouque

Légalisé par le Maire,
CLAVIER.

Certificat pour hémorrhoïdes

Je certifie la plus pure vérité que M. A. Jourdan, m'a soulagé des souffrances insupportables dont j'étais en proie depuis longtemps et dire que j'ai été guéri dans l'espace de deux jours, chose incroyable. Tous mes éloges à M. Jourdan inventeur de cette bienfaisante et souveraine pommade qui rend de si grands services aux pauvres souffrants. Pour gratitude et vive reconnaissance je lui délivre mon présent certificat.

Draguignan, le 5 février 1890.

Leydet Félix

Légalisé par l'Adjoint au Maire,
Achille COLLET

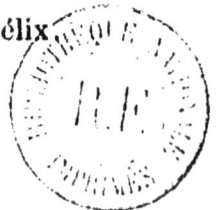